ÉTUDE

SUR

L'URTICAIRE

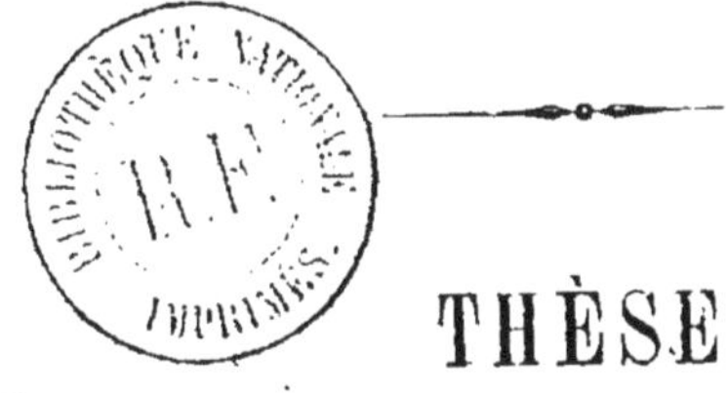

THÈSE

PRÉSENTÉE ET PUBLIQUEMENT SOUTENUE

À LA FACULTÉ DE MÉDECINE DE MONTPELLIER

LE 13 AOÛT 1874

PAR

Paul LERON

Né à Broquiès (Aveyron)

Pour obtenir le grade de Docteur en Médecine

MONTPELLIER

IMPRIMERIE L. CRISTIN ET Cⁱᵉ, RUE VIEILLE-INTENDANCE, 5

1874

A la Mémoire de mon Père

A MA MÈRE

A MES PARENTS

P. LERON.

A MES MAITRES.

A MES AMIS

P. LERON...

ÉTUDE SUR L'URTICAIRE

CHAPITRE Ier.

DÉFINITION. — SYNONYMIE.

Il y a dans la pathologie un certain nombre de questions qui, peu importantes au point de vue pratique, sont souvent, pour cette raison, négligées par les auteurs, et pourtant dès qu'un écrivain aborde le problème et le résout suivant ses idées et ses convictions, il est sûr de soulever une foule d'objections, de sorte qu'il est évident que des sujets peu importants au point de vue pratique, cachent souvent les problèmes les plus ardus de la pathologie générale. On dirait que la nature s'est plue dans quelques cas à simplifier le problème pour nous rendre plus facile l'accès de la vérité, et qu'au lieu de profiter de ces avantages, nous usons de ces occasions pour accuser immédiatement toutes les rivalités de doctrine. L'urticaire est un des thèmes favoris de ces discussions ; maladie simple et bénigne, d'un diagnostic et d'un traitement faciles, elle attire peu l'attention des praticiens ; creusez son étude, vous serez arrêté immédiatement par les difficultés les plus grandes ; ouvrez les auteurs, vous assistez au spectacle du désaccord et de la confusion.

Si nous examinons en effet les noms qu'ils ont donnés à cette affection, nous trouvons non seulement des appellations différentes, mais aussi des dénominations qui impliquent une manière de voir différente au point de vue de la nature de l'urticaire. C'est ainsi que les uns n'ont tenu compte dans le choix du nom que de la lésion locale ; Celse appelle la maladie *aspritudo,* Lieutaud l'a nommée *porcellana ;* d'autres auteurs comme Alibert, prenant en considération une des causes les plus habituelles, ont désigné la maladie sous le nom de *cnidosis*. Les phénomènes fébriles ont frappé l'esprit d'autres auteurs : ceux-ci ont désigné la maladie sous le nom de *febris urticata* (Vogel), fièvre urtilière, (Odier) ; d'autres, la confondant avec des maladies différentes, ou établissant entre elles une sorte d'analogie, l'ont appelée une sorte de fièvre érysipélateuse (Sydenham), une sorte de scarlatine (Sauvages) ; enfin, Linné, Baumes (1), Golfin (2) ont employé le nom d'urticaire sous lequel cette maladie est ordinairement désignée.

Si nous allons plus loin dans ces recherches, et si nous examinons maintenant les diverses définitions que l'on a données de la maladie, les différences s'accusent et deviennent encore plus saillantes, et l'esprit des écoles se montre dans tout son jour suivant leur manière d'envisager les phénomènes pathologiques. Si nous voyons d'abord les définitions ou plutôt les descriptions données par les cliniciens, nous constatons entre elles des différences notables, car ces auteurs, traduisant fidèlement ce qu'ils ont vu, n'ont pas toujours eu sous les yeux les mêmes phénomènes, sujets à varier suivant les constitutions médicales. Tandis que Sauvages comparait l'urticaire à la scarlatine, Sydenham (3) écrivait : « Il y a une autre sorte d'érysipèle qui est plus rare et qui attaque indifféremment dans tous les temps de l'année ; elle est ordinairement occasionnée par les excès de vins capiteux ou de liqueurs spiritueuses.

Elle commence par une petite fièvre qui est suivie d'une éruption presque générale de pustules qui ressemblent à des piqûres d'orties, s'élèvent quelquefois en forme de petites vessies qui disparaissent bientôt après, se cachent sous la peau, excitent une démangeaison insupportable, et se montrent de nouveau dès qu'on les gratte tant soit peu. » C'est bien là une définition telle que pouvait la donner un clinicien ; mais on voit aussi que tout en s'attachant à décrire les formes diverses

---

(1) Baumes, Fondation de la Science méthodique des maladies, t. III.
(2) Golfin, Mémoire sur l'exanthème ortié ou l'urticaire, 1829.
(3) Sydenham, Médecine pratique, sect. VI, § 637.

de l'éruption et ses variétés, Sydenham appelle l'attention sur la fièvre qui accompagne la maladie et sur les causes qui la produisent; l'auteur anglais, rapprochant l'urticaire de l'érysipèle, faisait de celle-là une fièvre pseudo-exanthématique, attachant ainsi une importance capitale à l'existence de la fièvre. C'est en exagérant cette idée que Sauvages a fait de l'urticaire une véritable fièvre éruptive en la rapprochant de la scarlatine.

Sydenham, Sauvages ne sont pas les seuls à envisager l'urticaire sous ce point de vue, c'est-à-dire à avoir donné la plus grande importance à l'élément fièvre : c'est ainsi que Cullen (1) tout en avouant qu'il n'a que rarement observé l'urticaire et qu'il ne l'a jamais vue contagieuse et épidémique, lui consacre pourtant quelques lignes dans la partie de son ouvrage qui a trait aux fièvres éruptives : « Cette maladie commence, dit-il, par une fièvre continue avec rémission ; le second jour, il survient des taches rouges qui disparaissent presque entièrement le jour, reviennent le soir avec la fièvre, et s'en vont au bout de quelques jours en écailles très-petites. » Cette description est assez incomplète et Cullen oublie même de signaler un des symptômes les plus saillants, nous voulons parler de la démangeaison insupportable qu'amène l'urticaire. Constatons ce fait pour le moment, que les auteurs dont nous nous sommes occupés jusqu'ici considèrent tous l'urticaire comme une fièvre exanthématique ou pseudo-exanthématique.

Telle était ou à peu près l'opinion du professeur Golfin, mais l'idée qu'il se faisait de l'urticaire se ressent beaucoup de la théorie humorale ; nous discuterons plus loin cette manière de voir, pour ne pas sortir du cadre de ce chapitre. Disons que pour le Professeur de Montpellier, l'urticaire amenait la fièvre secondairement quelquefois, d'autres fois, au contraire, et c'était le cas le plus fréquent, elle était amenée par elle ; nous nous bornons à constater ce fait pour le moment, et à dire que cette opinion se rapproche de celles que nous avons exposées jusqu'ici : on pourrait, en effet, dire la même chose de l'érysipèle par exemple.

____

(1) Cullen, Médecine pratique, t. I.

Trousseau (1) professe aussi une opinion analogue, bien que sa clinique soit intitulée *de l'Urticaire*, plus loin il désigne cette maladie sous le nom de fièvre ortiée, désignant bien par là quelles étaient ses idées. Comme Sydenham, Cullen, Sauvages, etc., le Professeur de l'Hôtel-Dieu rapproche l'urticaire des fièvres éruptives, il signale en particulier les phénomènes de l'invasion et tous les prodromes de l'éruption ; Trousseau n'exagère pourtant pas cette manière de voir, et après avoir exposé les traits de ressemblance qui rapprochent l'urticaire des fièvres éruptives, il signale aussi les différences qui les séparent.

Citons encore, parmi les auteurs qui rangent l'urticaire dans la grande classe des fièvres, M. le professeur-agrégé Castan (2); cet auteur appelle l'urticaire : fièvre pseudo-exanthématique ortiée, mais tout en admettant cette opinion, il fait remarquer que l'urticaire, comme le zona, le pemphigus, etc., est une de ces éruptions cutanées qui ne font pas espèce, mais qui sont des symptômes servant de manifestation à des états morbides très-différents les uns des autres, pyrexies, diathèses, etc.

Nous aurons plus loin à examiner cette manière de voir; dans le présent chapitre, nous voulons nous borner à l'exposition pure et simple des opinions des auteurs.

A côté de cette classe d'auteurs qui accordent une importance plus ou moins grande à la fièvre dans l'urticaire, il en est d'autres qui, ne tenant compte que de la lésion locale, négligent complètement l'étude de la fièvre; c'est ainsi que Valleix (3) dit: «l'urticaire est caractérisée par des plaques saillantes, sans forme déterminée, plus rouges ou plus blanches que la peau saine, fugaces et causant un sentiment de cuisson analogue à celui qui résulte de la piqûre de l'ortie. »

De la fièvre qui accompagne l'urticaire, il n'en est aucunement question dans la définition, ce qui est une omission grave; du reste, la définition de Valleix ne nous apprend rien sur son opinion relativement

(1) Trousseau, Clinique médicale de l'Hôtel-Dieu de Paris, t. i.
(2) Castan, Traité des fièvres.
(3) Valleix, Guide du Médecin praticien, t. v.

à la nature de l'urticaire, et quand plus loin il l'appelle une affection cutanée, il accentue encore plus sa pensée que dans l'urticaire, la lésion locale est tout, opinion complètement fausse dans la plupart des cas, ainsi que nous le verrons dans le cours de ce travail.

M. Jaccoud (1) ne donne aucune définition de l'urticaire, il n'en parle qu'en passant et à propos du diagnostic de la variole. Nous trouvons dans les quelques lignes qu'il a consacrées à cette affection des erreurs fondamentales, qu'il importe de relever dès à présent ; c'est ainsi que l'auteur en question appelle l'urticaire une dermatose ; c'est vraiment tenir bien peu de compte de l'élément fièvre qui seul pourrait faire confondre l'urticaire avec la variole, si nous en croyons M. Jaccoud, qui s'occupe de ce diagnostic différentiel. M. Jaccoud n'aurait donc pas dû employer ce mot et se servir d'une expression un peu plus vague. Le mot de dermatose suffit pour exclure l'urticaire de la classe des pyrexies où la rangent un bon nombre d'auteurs, et puisqu'il y avait là une question de nature à décider, il eût été bon que M. Jaccoud ne se fût pas borné à exprimer son opinion d'un seul mot, mais qu'il eût tenu un peu plus de compte de l'opinion de ses devanciers.

M. Bazin (2) se range à côté de Valleix et de M. Jaccoud · « L'urticaire, dit-il, est une affection de la peau, caractérisée dans sa période d'état par des plaques ordinairement saillantes, variables de forme et d'étendue, plus rouges ou plus pâles que la peau saine, apparaissant brusquement ou disparaissant avec une égale rapidité, et s'accompagnant toujours d'un sentiment de cuisson et de prurit, semblable à celui qui accompagne la piqûre d'orties. » Cette définition pèche encore, parce qu'elle ne tient aucun compte de la fièvre, et elle tombe par là sous le reproche que nous adressions à Valleix et à M. Jaccoud ; dans plusieurs cas , en effet, l'urticaire est une fièvre véritable, ce qu'on ne soupçonnerait pas d'après la définition de M. Bazin. De plus , cet auteur appelle l'urticaire une affection , ce qui ne peut pas s'appliquer à tous les cas ;

(1) Jaccoud, Pathologie interne, t. ii.
(2) Bazin, Leçons sur les affections cutanées.

on ne peut pas toujours dire, en effet, que l'urticaire soit « un état
morbide général qui se produit sans provocation, ou qui, produit par
provocation , n'a plus avec cette cause aucun lien pathogénique (1). »

Nous pourrions encore multiplier ces citations : l'urticaire, en effet,
est une maladie connue depuis Hippocrate (2), qui parlant de la maladie
phlegmatique et décrivant une maladie où les accidents des premières
voies sont le phénomène le plus notable, dit : « Le corps se remplit de
papules comme par l'ortie. » Depuis cette époque, tous les auteurs lui
ont consacré une place plus ou moins considérable; nous verrons plus
loin les diverses théories qui se sont produites pour l'expliquer. Nous
bornant pour le moment à l'étude de la définition, nous diviserons les
auteurs en deux catégories, suivant qu'ils tiennent ou non compte de
l'état fébrile, et par les citations que nous avons faites, nous croyons
montrer suffisamment que tous se rangent à l'une ou à l'autre de ces
deux manières de voir, qui impliquent des questions de doctrine.

Quant à nous, nous pensons qu'une définition d'un état aussi complexe que l'urticaire, qui se rattache à des causes si différentes, qui se
montre dans des circonstances si diverses, doit être essentiellement
vague, afin de pouvoir s'appliquer à la généralité des cas ; aussi dirons-
nous que l'urticaire est un exanthème non contagieux, fébrile ou non
fébrile, caractérisé par des élevures analogues à celles que produit le
contact de l'ortie ; amenant un prurit très-violent, apparaissant et disparaissant avec une mobilité extrême. C'est à dessein que nous employons
ce mot d'exanthème : en remontant, en effet, à l'étymologie, ce mot
s'applique à une éruption préparée par un travail organique intime,
dont nous aurons à apprécier la nature, et qui peut être comparé au
travail intime qui se passe chez les végétaux et qui, partant de la ger-
-mination, aboutit à la floraison.

(1) Cavalier, Cours oral de pathologie générale.
(2) Hippocrate, Des maladies, l. II, § 70, trad. Littré, t. vii, p. 107.

CHAPITRE II.

ÉTIOLOGIE.

Les causes qui produisent l'urticaire sont excessivement nombreuses, et il nous serait difficile de les énumérer toutes, si nous n'établissions pas d'abord une classification dans laquelle nous les ferons rentrer ; il est évident que nous ne pouvons pas ranger sous le même chef la piqûre de l'ortie et l'urticaire symptomatique de l'arthritis, aussi diviserons-nous les causes de cette maladie en causes externes et en causes internes.

Parmi les causes externes, nous devons citer en premier lieu celle qui a donné le nom à la maladie : c'est le contact des feuilles des diverses plantes du genre *urtica, urtica urens, urtica dioïca,* etc. Les actinies, les méduses font souvent aussi des piqûres qui produisent le même effet, mais en général l'urticaire qui résulte de ces causes est passagère et localisée : elle ne provoque pas de réaction fébrile, et s'efface au bout de quelques heures ; ce n'est que par exception qu'on la vue persister un ou deux jours. Quels que soient l'âge, le sexe des sujets atteints et les conditions dans lesquelles ils se trouvent, l'éruption garde toujours ses caractères.

Mais si ce sont là des causes banales de l'urticaire, il en est d'autres qui la produisent aussi directement : c'est ainsi que Bazin a vu l'urticaire succéder à certaines frictions, à des bains sulfureux, à l'application d'un emplâtre de Vigo *cum mercurio,* d'un vésicatoire ; l'auteur auquel nous empruntons ces détails, fait remarquer qu'il y avait probablement dans ces cas une prédisposition idiosyncrasique, qui est puissamment venue en aide à ces diverses causes. Combien de diathèses n'aiment-elles pas à manifester leur action par des éruptions cutanées ? Dans ce cas, l'application d'un irritant est tout simplement la cause occasionnelle de l'urticaire, sa cause réelle est dans l'affection dont l'organisme est atteint. Aussi faut-il n'admettre qu'avec réserve ces cas où l'application d'un topique quelconque a déterminé une éruption d'urticaire, et chercher toujours si cette éruption n'a pas ses racines dans une affection générale de l'organisme.

Dans certains cas, il est assez facile de se rendre compte du mode d'action de ces causes directes; c'est ainsi que l'on sait que chaque poil de l'ortie est un tube rempli d'un liquide irritant; lorsque ce poil s'implante dans les tissus, son extrémité libre se brise et le liquide contenu s'épanche dans la petite plaie; mais nous ignorons comment le contact des actinies, des méduses, des chenilles processionnaires peut produire l'urticaire.

Parmi les causes internes de l'urticaire, il faut placer au premier rang l'ingestion de certaines substances : les homards, les coquillages, les viandes altérées et les aliments trop épicés sont tout particulièrement incriminés; mais outre le caviar, le poisson salé, la viande de porc, des substances végétales ont reçu leur part d'accusations; citons parmi elles les amandes, les fraises, les champignons et les concombres. Remarquons que la plupart de ces substances sont d'une digestion assez difficile, et que leur présence dans les voies digestives irrite souvent le tube intestinal; cette action locale est capable de produire sympathiquement, ou, si l'on veut, par action réflexe, des troubles dans l'innervation vaso-motrice de la peau, capables de déterminer la formation de l'éruption; tous les jours on est à même de constater la sympathie qui existe entre la peau et la muqueuse digestive; nous voyons actuellement l'irritation du tube intestinal produire l'urticaire; inversement, on voit l'érysipèle provoquer les vomissements et la diarrhée.

Plusieurs médicaments partagent avec les substances alimentaires que nous avons citées l'accusation de produire l'urticaire; citons parmi eux la valériane accusée par Pierre Franck (1), la jusquiame, le copahu et l'eau de seltz. Le professeur Golfin dit avoir souvent employé la valériane sans lui avoir jamais vu produire cet effet, et il croit que l'appa-

(1) P. Franck, Médecine pratique, t. II, trad. Goudareau.

— 13 —

rition de l'urticaire, après l'emploi de ce médicament, doit être consi-
dérée comme très-fortuite, dépendante d'une disposition particulière au
sujet et est étrangère aux effets généraux qui résultent de l'action de cette
substance. Pourtant il faut noter que Trousseau et Pidoux (1) reconnais-
sent à la valériane des effets excitants passagers que Dioscoride lui avait
déjà reconnus. L'action de la jusquiame est moins énergique, et il faut
croire que dans ces cas la jusquiame mettait en jeu une prédisposition
particulière ; il faut dire pourtant que dans l'empoisonnement par la
jusquiame, on observe une période de concentration suivie d'une période
d'expansion très-accusée ; le pouls devient dur, la peau est chaude, la
face vultueuse, et on observe souvent une éruption qui ressemble un
peu à celle de la scarlatine ; dans d'autres cas, l'éruption ressemble à
l'urticaire. Il est possible que la jusquiame ait été administrée à des
malades d'une sensibilité particulière et qu'elle ait développé alors tous
ses effets physiologiques.

L'action excitante de l'eau de seltz peut avoir produit une irritation
de la muqueuse gastrique capable d'avoir amené sympathiquement
l'apparition de l'urticaire ; quant au copahu, son action excitante est
bien connue comme celle de la térébenthine.

Il porte les mouvements à la périphérie et il détermine assez souvent
la formation d'éruptions diverses, au nombre desquelles peut se trouver
l'urticaire.

Les substances que l'on accuse de produire l'urticaire agissent donc de
deux manières : tantôt en portant les mouvements organiques à la périphérie (copahu, jusquiame), tantôt en agissant sur le tube digestif.
Avant d'aller plus loin, il convient d'examiner une théorie émise par le
professeur Golfin (2), dans un mémoire que nous avons déjà cité : « Sous
l'empire de l'affection générale, les organes digestifs participent au dés-
ordre de tout l'organisme et perdent leur état normal ; dès lors, leurs
fonctions sont troublées, et le chyle qui en provient ne peut être doué

(1) Trousseau et Pidoux, Traité de thérapeutique.
(2) Golfin, Mémoire sur l'exanthème ortié, p. 35 et suiv. 1829.

des qualités capables de concourir à la formation d'un sang pur.... Nous pensons que c'est dans la surexcitation des organes digestifs, les digestions anormales, la formation d'un chyle altéré et conséquemment d'un sang impur, que consiste la cause de l'exanthème ortié. » Le même auteur dit plus loin : « Puisqu'on est autorisé à attribuer ce phénomène (l'urticaire) à une liqueur âcre, renfermée dans une vésicule des poils de l'ortie, qui pénètre le derme, il est très-naturel de penser qu'une cause analogue, engendrée dans la masse des humeurs de l'économie animale, développe l'exanthème dont nous nous occupons. »

Rapprochant dans un autre passage l'urticaire des fièvres éruptives et des dartres, le professeur Golfin voit dans l'éruption un acte de la force médicatrice qui, « par une sorte de crise, sépare de la masse du sang une humeur étrangère, qui est portée au-dehors par le système cutané pour débarrasser l'économie d'une cause délétère. Ces éruptions sont donc de véritables évacuations dépuratrices qui délivrent l'économie de la principale cause de ces affections. » Ajoutons que le professeur Golfin admet que c'est le même mécanisme qui amène la production de l'urticaire, quand celle-ci dérive de l'ingestion de certaines substances alimentaires, et qu'il ajoute que, « bien que cette opinion ait en sa faveur les plus hautes probabilités, il est loin de la considérer comme suffisamment démontrée et incontestable. Malgré les restrictions que la vraie philosophie l'oblige d'apporter dans l'établissement de sa théorie sur cet exanthème, il croit cependant de pouvoir la fonder sur cette opinion. »

Sans doute, le Professeur de Montpellier apporte dans l'exposition de ses opinions la plus sage réserve; mais ces opinions, nous ne saurions les admettre ; elles ont été inspirées par une vue clinique ingénieuse, mais elles ne sont qu'une hypothèse que les humoristes ne désavoueraient pas ; en somme, rien ne prouve la formation de ces humeurs âcres, qui partageraient avec le suc de l'ortie la propriété de faire apparaître l'urticaire ; et on a aujourd'hui dans l'histoire des actions réflexes la clef du problème de physiologie pathologique que Golfin s'est efforcé d'expliquer ; l'irritation de la muqueuse intestinale est transmises aux centres nerveux qui réagissent et produisent un trouble vaso-moteur dont le résultat apparent pour nos yeux est la papule d'urticaire. Nous savons bien qu'en invoquant l'action réflexe, tout n'est pas dit ; ce mot qui est aujourd'hui une réponse banale que l'on fait à quiconque recherche les causes d'un phénomène pathologique, ne montre qu'une partie de la vérité, ne découvre que la loi générale qui préside à la manifestation des phénomènes : il resterait à expliquer pourquoi l'irritation de la muqueuse intestinale produit l'urticaire et non tout autre réflexe, mais c'est là un problème qui n'a pas encore été sondé.

Revenons aux causes de l'urticaire. De même que l'irritation de l'intestin, l'irritation de certaines muqueuses a pu dans certains cas déterminer l'apparition de papules d'urticaire ; c'est ainsi que Scanzoni a vu l'urticaire se développer chez les femmes à la suite de certaines manœuvres chirurgicales capables d'irriter la muqueuse des voies génitales, telles que l'application du spéculum ou d'un caustique. L'explication que nous avons donnée précédemment s'applique également à ce cas et l'on peut admettre qu'il s'agit ici d'un trouble vaso-moteur produit par action réflexe. Qui sait même si l'urticaire typique, celle qui est produite par la piqûre de l'ortie n'est pas due à un trouble analogue des vaso-moteurs, et s'il ne faudrait pas confondre dans cette cause commune les deux espèces d'urticaire ? Nous sommes loin d'avoir parcouru toutes les causes de l'urticaire, et pour ne pas sortir de l'étude de l'urticaire manifestement produite par action réflexe, citons encore l'irritation produite par le travail de la dentition comme une des causes de la maladie que nous étudions ; le mécanisme de la production de l'éruption, ou, pour parler plus exactement, la loi générale qui préside à son apparition est encore la même ; c'est l'action réflexe se révélant par des troubles vaso-moteurs, qui produit l'éruption et qui a pour point de départ l'irritation d'une muqueuse.

Dans d'autres cas, le mécanisme de l'action réflexe est plus difficile à apercevoir, par exemple, lorsque l'urticaire accompagne la pneumonie ou la pleurésie. Du reste, on peut dire, avec M. le professeur-agrégé Castan, que l'exanthème ortié n'est souvent qu'un symptôme qui sert de

manifestation à des états morbides très-différents, tels que fièvres, diathèses, etc... Dans ces cas, on est bien forcé de reconnaître que l'urticaire n'est pas un symptôme habituel de ces maladies et qu'il faut bien
que le malade ait une prédisposition spéciale qui rend compte de cet
acte morbide anormal. Cependant certaines fièvres et certaines diathèses
produisent plus spécialement l'urticaire. Le professeur Golfin a montré
la relation qu'il y avait entre l'exanthème ortié et les fièvres intermittentes, et nous aurons dans ce travail à signaler les particularités que
l'urticaire a montrées alors. Quant aux diathèses qui produisent le plus
souvent cet exanthème, ce sont l'herpétisme, le rhumatisme et la goutte;
c'est là une donnée qui n'est pas de mince importance dans la pratique,
car lorsque l'urticaire se montrera chez des sujets entachés de ces diathèses, en dehors des causes que nous avons énumérées précédemment,
on sera en droit d'instituer un traitement en conséquence, c'est-à-dire
qu'une des indications thérapeutiques devra s'adresser à la diathèse.
Nous ne pouvons encore insister sur ce point. Il nous suffit pour le moment de l'indiquer.

Ce n'est pas en vain que les auteurs ont quelquefois donné à l'exanthème que nous étudions le nom de fièvre ortiée; c'est qu'en effet l'urticaire se montre quelquefois indépendamment des causes que nous
avons signalées et sous la forme d'une fièvre essentielle, qui relève de
certaines constitutions médicales.

Quoiqu'en aient dit certains auteurs, le sexe n'a qu'une action assez
indéterminée sur l'apparition de l'urticaire; on a dit que les femmes y
étaient plus sujettes que les hommes, mais il serait bien difficile de
donner des chiffres positifs à cet égard. Les adultes et les enfants y sem-
blent plus prédisposés que les vieillards, mais ce sont là des influences
que nous regardons comme secondaires.

CHAPITRE III.

SYMPTOMATOLOGIE.

Nous venons de voir que les causes de l'urticaire étaient assez nombreuses et assez différentes les unes des autres, et on peut prévoir que ces différences dans les causes vont se traduire par des différences dans les symptômes, et bien plus par des différences dans les indications thérapeutiques. C'est ainsi qu'une même forme d'éruption cutanée peut se rattacher à des causes très-diverses et réclamer des traitements très-différents les uns des autres. Il importe donc qu'avant d'aborder l'étude des symptômes proprement dits, nous établissions quelques catégories parmi les causes que nous avons étudiées dans le chapitre précédent, catégories que nous suivrons ensuite dans notre étude symptomatologique et dans l'étude du traitement.

Or, si nous revenons sur ce que nous avons dit dans le chapitre précédent relativement aux causes de l'urticaire, nous voyons que nous pouvons distinguer cinq formes de celle-ci, se sont : 1° l'urticaire artificielle, produite par la piqûre des orties, etc. ; 2° l'urticaire produite par une action réflexe, ayant sa source dans l'irritation d'une muqueuse, et principalement de la muqueuse digestive; 3° la fièvre ortiée ; 4° l'urticaire qui accompagne une maladie fébrile ; 5° l'urticaire symptomatique d'une diathèse.

1° Urticaire artificielle. — C'est celle qui est produite par le contact des orties, des processionaires, des actinies et des méduses, etc. . .

L'éruption constitue dans ce cas le phénomène unique de la maladie, la lésion locale est la seule que l'on ait à observer, et, en général, les symptômes sont si fugaces que les grandes fonctions ne peuvent s'en ressentir, c'est dire par avance que nous n'aurons à nous occuper nu

3

de la fièvre, ni de troubles digestifs, ni de tous ces symptômes qui plus ou moins directement se rattachent à l'état fébrile ; c'est donc simplement l'éruption que nous avons à décrire à propos de cette espèce d'urticaire.

Cette éruption a des caractères assez variables, mais elle présente certains symptômes constants qui donnent à l'urticaire sa physionomie clinique : l'éruption est papuleuse, et l'œil et le doigt promené sur la peau peuvent facilement apprécier la saillie des papules; la couleur de celle-ci est tantôt plus blanche que la peau saine et entourée d'une aréole inflammatoire plus ou moins marquée; dans d'autres cas, les papules présentent une coloration rosée ou même rouge, et, dans ce cas, les parties environnantes ne sont pas altérées dans leur couleur. La forme de ces papules est tantôt ronde, tantôt allongée, mais le phénomène le plus saillant est une cuisson et un prurit réellement insupportables, la volonté la plus énergique ne peut résister au besoin de se gratter, le malade est littéralement tourmenté, et cherche souvent en vain par tous les moyens à calmer ce symptôme. Heureusement que cette urticaire est généralement de courte durée, souvent au bout de quelques heures les papules s'affaissent, la démangeaison diminue et disparait, et tous les phénomènes morbides disparaissent, sans qu'aucun moyen thérapeutique soit nécessaire pour hâter l'arrivée de la guérison spontanée.

Tels sont les phénomènes principaux qui caractérisent cette espèce d'urticaire; ajoutons que, dans certains cas, lorsque la cause locale de l'éruption a agi sur une large surface du corps, quelques phénomènes plus graves peuvent se joindre à ceux que nous avons signalés, la fièvre peut alors s'allumer, mais en restant toutefois à un degré modéré.

2° Urticaire produite par action réflexe. — Nous avons vu qu'on peut rattacher à cette espèce d'urticaire qui se montre après l'ingestion de certaines substances telles que les moules, les huîtres, le copahu, l'eau de seltz, etc., celle qui se voit en même temps que s'accomplit le travail de la dentition; enfin, celle qui dépend de l'irritation de certaines muqueuses, surtout de la muqueuse des voies génitales chez la femme, ainsi que l'a décrit Scanzoni. Nous ne voulons pas, par la dénomination que nous choisissons pour cette espèce d'urticaire, exclure l'action réflexe de la pathogénie des autres espèces, mais comme ce phénomène nerveux est surtout visible dans le cas que nous citons, nous avons choisi cette dénomination qui rappelle une notion pathogénique à peu près certaine.

Les phénomènes qui accompagnent l'urticaire varient assez suivant la cause qui l'a produite. Ainsi quand l'exanthème ortié est sous la dépendance d'une irritation de la muqueuse du tube digestif et favorisé ou non par les propriétés physiologiques des substances irritantes qui portent les mouvements organiques à la périphérie, comme cela se voit pour le copahu, par exemple, alors des phénomènes plus ou moins marqués se passent du côté des organes digestifs et ouvrent en général la scène morbide.

Nous devons distinguer, dans notre description, deux cas cliniques : ou bien, c'est tout-à-fait par accident que l'ingestion des substances alimentaires ou médicamenteuses que nous avons désignées produit l'urticaire, ou bien l'ingestion de ces substances produit presque invariablement l'exanthème ortié.

Dans le premier cas, le malade accuse, comme premiers symptômes, les signes non douteux d'un embarras gastro-intestinal plus ou moins accentué : douleur au creux épigastrique, céphalalgie, bouche mauvaise, pâteuse, humectée par intervalles d'une salive visqueuse ; nausées et même vomissements, douleur de ventre, suivant le trajet du colon transverse, diarrhée plus ou moins abondante. En même temps se montrent souvent quelques phénomènes généraux : la peau devient plus sèche qu'à l'état normal, le pouls augmente de fréquence sans que souvent ses autres caractères soient notablement altérés ; et quand ces phénomènes ont duré quelque temps, en général assez court, l'urticaire apparaît. Les caractères anatomiques de l'éruption sont à peu près les mêmes ; les papules blanches ou rosées, présentant ou non leur aréole érythémateuse, se montrent sur le tronc et sur les membres, apparaissant sous la forme d'une tache qui s'élève à vue d'œil au-dessus du niveau de la peau environnante, et prend la forme qu'elle doit conserver, arrondie ou allongée. En même temps, le malade accuse un prurit insupportable, un sentiment de cuisson qui le porte à se gratter et pour lequel surtout il réclame du soulagement. Souvent le malade, en se grattant, irrite la peau et provoque l'apparition de nouvelles papules, de sorte qu'il trouve une augmentation à ses maux dans le moyen énergique auquel il demandait du soulagement.

Ces phénomènes, après avoir duré de demi-heure à deux ou trois heures, disparaissent ; le prurit diminue d'intensité et s'évanouit, les papules s'affaissent, se décolorent, disparaissent. Les phénomènes qui se passent du côté du tube intestinal persistent seuls, mais ce n'est généralement là qu'une trève. Au bout d'un temps variable, quelquefois sans cause occasionnelle appréciable, d'autres fois sous l'influence du froid, d'une émotion morale, l'éruption reparaît, s'accompagnant des phénomènes que nous avons décrits, et les choses se répètent ainsi jusqu'à ce que l'embarras gastro-intestinal soit guéri spontanément ou bien par les effets de la thérapeutique.

Chez les sujets facilement excitables, chez les enfants, chez les femmes, souvent des phénomènes nerveux se joignent à ceux dont nous avons donné la description ; les malades sont dans un état d'agitation quelquefois extrême, ils présentent une anxiété considérable qui peut aller jusqu'à la syncope et même, dans certains cas, on a vu la fièvre qui s'allumait, s'accompagner de délire. Bazin (1) cite plusieurs faits de ce genre qui se sont présentés à son observation.

Nous avons vu que chez d'autres malades, l'urticaire se produisait presque invariablement à la suite de l'ingestion des moules, des huîtres, etc. Dans ce cas, les phénomènes généraux et les symptômes fournis par le tube digestif sont beaucoup moins accusés ; souvent ils sont nuls, ou se bornent à un simple malaise, où prédominent quelques phénomènes gastriques, tels que sensation de poids à l'épigastre, renvois et éructations, ou bien un peu de diarrhée ; notons que souvent l'urticaire se développe ainsi chez les dyspeptiques, en dehors de cette cir-

(1) Bazin, Leçons sur les affections cutanées.

constance, on peut en réalité invoquer une sorte d'idiosyncrasie. Et puis une première attaque d'urticaire, loin de donner l'immunité pour l'avenir, comme le font les fiè·res éruptives, constitue, comme cela se voit pour l'érysipèle, une prédisposition de plus : il y a là une sorte d'habitude morbide. Dans tous les cas, le phénomène principal est l'éruption qui se présente avec les caractères que nous avons déjà décrits et sur la description desquels nous ne reviendrons pas.

Quand l'urticaire reconnaît pour cause l'irritation de la muqueuse génitale chez la femme, habituellement elle apparaît sans fièvre, ou bien celle-ci ne se montre qu'après l'éruption : elle est alors une réaction de l'économie ; mais en revanche l'éruption s'accompagne de phénomènes nerveux assez accusés, d'agitation, d'anxiété, qui ne sont pas peu augmentés par le prurit qu'occasionne l'exanthème, mais ces phénomènes qui se lient souvent à un état hystérique ne présentent jamais une gravité bien grande. L'urticaire, dans ces cas, disparaît sous l'influence de moyens simples, mais la prédisposition persiste, et il est à craindre que sous l'influence, soit de la même cause, soit de causes analogues, l'éruption ne se montre de nouveau.

Ce sont aussi les phénomènes nerveux qui prédominent chez les enfants, lorsque l'urticaire se lie au travail de la dentition ; l'agitation extrême est alors un phénomène ordinaire, et même on a vu des convulsions se produire ; mais il est assez difficile de faire la part de l'urticaire dans la production de ce phénomène, que le travail de la dentition est capable d'amener à lui seul. Nous ferons la même remarque pour l'urticaire qui se lie à la présence dans l'intestin d'ascarides lombricoïdes ; dans ce cas aussi les phénomènes nerveux sont au premier rang parmi les symptômes généraux ; l'agitation, les bâillements, la dilatation des pupilles, quelquefois les convulsions accompagnent la maladie ; et il faut reconnaître que le prurit insupportable de l'urticaire est bien pour quelque chose dans l'apparition de ces symptômes. Le médecin doit avoir ces circonstances présentes à l'esprit, car de l'analyse exacte des phénomènes morbides sortiront et le diagnostic et les indications thérapeutiques.

5° *Fièvre ortiée.* — L'urticaire, telle que nous l'avons étudiée jusqu'à présent est un symptôme, mais il n'en est pas toujours ainsi et la maladie peut être essentielle ; elle a alors reçu le nom de fièvre ortiée, et nous verrons tout-à-l'heure quelle place il faut lui donner dans le cadre nosologique.

L'exanthème s'annonce alors par des prodromes à caractères assez indéterminés, mais qui empruntent leurs traits généraux à la constitution médicale régnante ; la courbature, un état gastro-intestinal catarrhal ou bilieux, une fièvre modérée sont les symptômes que l'on observe. Ces prodromes durent un ou deux jours, sans que l'on puisse prévoir où cet état morbide aboutira, ainsi que le fait remarquer le professeur Golfin ; enfin, l'urticaire apparaît. Dans les points où vont paraître les papules, le malade sent une démangeaison assez vive, et quelques moments après apparaissent des taches d'un rouge pâle, qui se montrent dans toutes les régions du corps sans éprouver aucun ordre constant ; l'éruption peut être partielle ou généralisée, occuper à la fois les membres et le tronc ; le cou, la poitrine et les bras sont les régions où elle est le plus confluente. L'apparition de l'exanthème a généralement lieu le soir.

L'exanthème affecte des formes diverses, tantôt il ressemble à la scarlatine, tantôt à l'érysipèle ; le professeur Golfin dit que certaines anomalies ont pu le faire confondre avec le pemphigus ; mais si nous nous bornons à la description de ses traits les plus constants, nous donnerons la description suivante : ce sont des papules, faisant une légère saillie sur la peau, tantôt plus pâles que la peau saine, tantôt rosées ; elles sont lisses, isolées en général les unes des autres, tantôt arrondies ou ovalaires, tantôt allongées et irrégulières sur leurs bords ; une aréole érythémateuse les entoure souvent ; si on les presse avec le doigt, elles résistent et se montrent plus dures que la peau environnante.

Ces papules s'accompagnent d'un prurit et d'une sensation de chaleur rarement supportables, et le malade ne peut se défendre de se gratter, ce qui, loin de le calmer, irrite au contraire la peau et détermine souvent l'apparition de nouvelles papules. Après un temps qui varie ordinairement entre demi-heure et deux ou trois heures, les papules s'affaissent et se décolorent, le prurit diminue, l'exanthème disparaît, le prurit affaibli lui survit quelque temps et disparaît à son tour.

Si nous en croyons Franck (1) et Borsieri (2), cités par le professeur Golfin, si le malade s'est gratté sur une partie de la peau qui naguère était occupée par des proéminences ortiées, ou s'il se lève du lit pour s'exposer au contact d'un air froid, souvent l'exanthème se reproduit d'une manière remarquable. Ce sont là les grands signes cliniques de l'urticaire : apparition soudaine, démangeaison insupportable, disparition subite, réapparitions faciles et soudaines aussi.

Nous avons vu dans certains cas le froid déterminer la réapparition de l'urticaire. Ce n'est pas là un caractère constant ; on a vu l'inverse se produire et la chaleur du lit déterminer la réapparition de l'urticaire. Van-Swielen (1) a vu, lors de la disparition de l'exanthème, se montrer du malaise et de légères défaillances qui disparaissaient lors de la réapparition de l'urticaire. Le professeur Golfin a observé des faits analogues.

La fièvre ortiée a une durée qui varie de trois à sept jours. Nous verrons que l'urticaire peut passer à l'état chronique, et, lorsqu'elle est liée à certaines diathèses, persister des semaines et des mois.

Si nous jetons maintenant un coup-d'œil sur les principaux phénomènes qui accompagnent l'exanthème dans la fièvre ortiée, nous avons d'abord à nous occuper de la fièvre. Nous avons vu que celle-ci existait pendant les prodromes, mais qu'elle restait bornée à une intensité modérée. Notons un fait très-important, c'est que l'éruption ne juge pas la fièvre ; les phénomènes généraux continuent avec les caractères qu'ils empruntent à la constitution médicale régnante ; il y a une exacerbation au moment de l'apparition de l'exanthème. Cette fièvre est mo-

(1) J. Franck, Médecine pratique.
(2) Borsieri, Instituts de médecine pratique.
(3) Van-Swielen, Commentaires sur Boerhaave.

dérée ; jamais la température ne monte bien haut, le pouls est plus fréquent et un peu mou, mais quand l'urticaire disparait, la fièvre en général tombe avec elle et disparait.

Les autres localisations sont en général peu importantes ; la langue est légèrement saburrale ; il y a un peu de céphalalgie, de douleur épigastrique, de l'anorexie, de la constipation et quelquefois de la diarrhée, surtout en été. D'autres fois les principales localisations se font sur l'appareil respiratoire, et on observe un peu de bronchite. Ces actes-morbides sont toujours très secondaires dans la fièvre ortiée, ils ne sont que la manifestation de l'état général qui est la cause de l'urticaire, et tous ces phénomènes s'évanouissent avec elle.

Nous avons décrit jusqu'ici les phénomènes ordinaires de la fièvre ortiée, nous devons pourtant signaler quelques particularités. Hardy (1) décrit une forme qu'il appelle l'urticaire tubéreuse, qui est remarquable par la saillie considérable que font les papules qui arrivent même au volume d'une noisette ; d'autres fois l'éruption ortiée est remplacée par un gonflement œdémateux avec ou sans élevures, et s'accompagnant de prurit ; mais ces éruptions diverses ont toujours les caractères fondamentaux de l'urticaire, elles apparaissent et disparaissent subitement et s'accompagnent d'un prurit intense.

Cullen (2), et plusieurs auteurs partagent son sentiment, prétend que lorsque l'urticaire disparait, il y a une desquamation de l'épiderme ; d'autres auteurs ont observé, après la disparition de l'urticaire, une anasarque analogue à celle qui se montre parfois à la suite de la scarlatine ; d'autres enfin ont vu un certain œdème, un peu de bouffissure persister après la disparition de l'exanthème ortié : ce serait un trait de ressemblance de plus avec l'érysipèle.

Mais si l'exanthème présente ainsi, suivant les cas, des variétés assez considérables, l'autre élément, la fièvre, n'en a pas moins varié ; il faut dire d'abord que, dans certaines circonstances, elle s'est montrée épidémique ; mais le cas est rare, et Cullen déclare ne jamais l'avoir vu.

(1) Hardy, Leçons sur les affections dartreuses.
(2) Cullen, Médecine pratique, t. i, p. 457, note de Bosquillon.

Les caractères qui ont fait surtout varier la fièvre sont les traits que celle-ci emprunte aux constitutions médicales ; c'est ainsi que quelquefois, abandonnant ses allures bénignes, elle s'est montrée sous la forme d'une fièvre catarrhale bien caractérisée, continue, rémittente, avec exacerbation le soir ; le malade était atteint le soir par de petits frissons alternant avec la chaleur ; la céphalalgie se montrait ; la température de la peau s'élevait, le pouls devenait fréquent ; il y avait de la courbature, et à côté de ces phénomènes généraux venaient se placer les localisations variables de la fièvre catarrhale ; d'autres fois, la fièvre était franchement un fièvre bilieuse, se montrait pendant l'été, était continue, rémittente, les localisations principales se faisaient sur le tube digestif ; alors la peau était chaude, le pouls dur et fréquent, la face du malade prenait une teinte subictérique, la bouche amère, pâteuse, il y avait des signes d'embarras gastrique et de la diarrhée. Quand la fièvre prend ces caractères et cette intensité, on peut dire que l'éruption n'est plus qu'un épiphénomène et les indications tirées de l'exanthème doivent céder le pas à celles qui se tirent de l'état fébrile.

Nous devrions maintenant, pour être complets, examiner quelle est la nature de la fièvre ortiée et quelle place il convient de lui donner à côté des autres fièvres ; mais il nous paraît plus profitable de réserver cette question pour le moment où nous traiterons de la nature de l'urticaire en général ; nous grouperons alors les faits et le rapprochement rendra plus saillants et plus visibles les analogies et les différences. Nous allons pour le moment continuer notre étude symptomatologique.

4° *Urticaire accompagnant une maladie fébrile*. — Il n'est pas rare de voir l'urticaire accompagnant des maladies aiguës appartenant soit à la classe des phlegmasies, soit à la classe des fièvres éruptives. La pneumonie et la pleurésie sont les deux inflammations qui l'ont présentée le plus souvent ; dans ces cas, l'urticaire a pu être produite de deux façons : ou bien un mécanisme analogue à celui qui préside à son apparition, quand la muqueuse digestive est irritée, l'action réflexe a déterminé l'éruption de l'exanthème, ou bien l'urticaire et la pneumonie ou la pleurésie se montraient sous l'influence de la même cause générale ; ne voit-on pas assez souvent les malades présenter les phénomènes généraux de l'affection catarrhale à sa période d'invasion, puis, lorsque l'affection se localise, ne peut-elle pas se manifester par deux actes morbides : la phlegmasie et l'urticaire ?

L'exanthème, dans ce cas, s'ajoutant à la maladie principale, l'accompagne et en suit les vicissitudes ; on l'a vue se montrer au moment de l'exacerbation pour disparaître pendant les rémissions, et il faut reconnaître que si l'urticaire est une maladie essentiellement bénigne, elle est dans ce cas une très-fâcheuse compagne ; d'abord, nous regarderons son apparition comme l'indice d'un trouble de l'innervation vaso-motrice qui traduirait une perturbation assez grande des fonctions du système nerveux ; puis, le prurit et le sentiment de cuisson excessive qui accompagne l'exanthème, pourrait bien ne pas être sans influence sur la marche de la maladie. L'éruption avec ses symptômes pourrait alors augmenter le mouvement fébrile et déterminer l'apparition de phénomènes nerveux, tels qu'anxiété, délire, etc.; la pneumonie en serait troublée dans sa marche, ce qui est toujours une chose fâcheuse.

Mais l'urticaire qui se montre dans les maladies fébriles peut avoir une autre signification; si, en effet, l'apparition de l'urticaire au moment où une pneumonie, par exemple, a régulièrement parcouru toutes ses périodes, coïncide avec une chute de la fièvre et une amélioration notable des phénomènes locaux et généraux, alors l'exanthème serait une véritable crise qui jugerait la maladie. On comprend que dans les deux cas, les indications thérapeutiques seraient essentiellement différentes, tandis que l'urticaire complication devrait être énergiquement combattue, l'urticaire crise devrait être respectée. Malheureusement, le premier cas est beaucoup plus fréquent que le second.

Parmi les maladies aiguës qui s'accompagnent quelquefois d'urticaire, il nous faut citer maintenant les fièvres éruptives. On comprend aisément que dans des maladies pareilles où les mouvements organiques se portent si énergiquement à la périphérie, une prédisposition ou une habitude morbide soient réveillées par la maladie ; alors, en effet, l'organisme imprime à ses actes son cachet individuel, et une éruption d'urticaire peut se montrer dans les intervalles des pustules, parce que c'est là un de ses modes d'action habituels.

Mais la fièvre qui amène une éruption d'urticaire des plus remarquables, est la fièvre paludéenne; le professeur Golfin a écrit sur ce sujet une monographie que nous pouvons regarder comme complète et à laquelle nous empruntons les détails suivants. La première observation qu'il eut de cette forme fut publiée en 1816 (1); mais avant lui Godard (2) et Planchon (3) avaient publié des observations analogues, ainsi qu'il le rapporte lui-même. Dans la première observation qu'il publie dans son mémoire (4), on voit un adulte qui habitait une contrée marécageuse, présenter d'abord les phénomènes d'un embarras gastrique, à la suite duquel un accès de fièvre se montra, dont les phénomènes les plus remarquables furent une violente céphalalgie et une éruption d'urticaire; cet exanthème ne disparut qu'avec l'accès qui dura douze heures. Le lendemain un éméto-cathartique fut administré, l'accès suivant se rapprocha, il fut aussi caractérisé par une violente céphalalgie et une éruption d'urticaire, et dura dix-huit heures. Le quinquina fut alors administré, et les accès ne se montrèrent plus.

L'observation suivante rapporte l'histoire d'un agriculteur qui habitait le voisinage des marais. Cet homme fut pris d'une maladie qui parut d'abord être une fièvre tierce, mais les jours suivants, les accès vinrent irrégulièrement. Dès le troisième accès, l'urticaire se montra à la période de froid, en même temps qu'une céphalalgie très-vive et des vomissements très-intenses; les papules, d'abord discrètes, devinrent ensuite confluentes, surtout à la poitrine; le prurit était si intense que l'agitation et les plaintes étaient extrêmes. Pendant la sueur, les symptômes s'amendèrent, le prurit devint supportable, et avec l'accès tout disparut. Le

(1) Golfin, *Journal général de médecine*, 1816.
(2) Godard, *Journal général de médecine*, 1759.
(3) Planchon, *Journal général de médecine*, 1762.
(4) Golfin, *Mémoire sur l'exanthème ortié*, Montpellier, 1829.

quinquina fit justice de tous les accidents. Comme on le voit, c'est pendant la période où les phénomènes nerveux sont les plus accusés que l'urticaire arrive à son maximum d'intensité. Quand la période de détente arrive, les symptômes s'amendent, et à la fin de l'accès tout disparaît. Dans les deux observations que nous empruntons au professeur Golfin, c'est pendant la période de froid que l'exanthème se montre, au moment où existe par conséquent une forte perturbation nerveuse, et pendant la réaction de l'organisme, tout s'amende et finit par rentrer dans l'ordre ; les circonstances étiologiques, la marche de la maladie, le succès du quinquina démontrent bien que dans les cas dont nous rapportons l'histoire, l'urticaire fut une manifestation de l'intoxication palustre.

Nous bornons là notre description de cette forme ; le récit succinct des deux faits empruntés à M. Golfin nous renseignent mieux que ne saurait le faire une longue description.

5° *Urticaire symptomatique d'une diathèse.* — Nous empruntons à Timmermans (1) le fait suivant qu'il rattache au rhumatisme : « C'était un jeune maçon de tempérament lymphatique, qui, depuis son enfance, était sujet aux éruptions cutanées représentées par des dermatoses croûteuses circonscrites et limitées au cuir chevelu ; il entra à la clinique le 10 décembre 1867, en proie depuis trois jours à une fièvre avec prurit cutané intense et larges papules rouges, qui alternativement apparaissaient et disparaissaient particulièrement sur le ventre et sur les cuisses. Pendant son séjour à l'hôpital, on ne trouva pas de fièvre ; la température maxima fut de 57 ⅗ ; pourtant le prurit et l'agitation nocturne avaient amené une grande fréquence du pouls, qui avait de 95 à 108 pulsations et du tumulte cardiaque. Une potion diaphorétique, l'infusion de tilleul stibiée, et ensuite l'usage continu de la décoction de tamarin avec sirop de fleur de pêcher, amenèrent des

(1) Timmermans, trois ans de clinique médicale, Turin, 1873 (Italien).

évacuations alvines répétées et suffirent pour guérir complètement la maladie en cinq jours seulement. L'urticaire disparut complètement sans laisser de trace de desquamation.

Ce fait que nous empruntons à une clinique étrangère ne nous paraît nullement démontrer la nature rhumatismale de l'urticaire, dont l'histoire est rapportée un peu brièvement; mais il est parfaitement exact que l'urticaire se lie au rhumatisme, et à ce propos, il faut distinguer deux cas. Dans le rhumatisme articulaire aigu, les mouvements organiques se portent évidemment à la périphérie, comme le démontrent les sueurs abondantes et la rougeur érythémateuse qui s'observe autour des articulations envahies. Il peut parfaitement se faire que grâce à ce mouvement fluxionnaire, l'urticaire se produise et se montre comme symptôme de la diathèse, comme, dans les cas que nous avons précédemment étudiés, elle est un des symptômes par lesquels se traduit à nos yeux l'empoisonnement palustre.

L'urticaire aigu de nature rhumatismale s'observe surtout chez les hommes et principalement chez ceux qui sont doués d'un tempérament sanguin, si nous nous en rapportons à ce que dit Bazin. En même temps qu'elle, se montrent en général des migraines intenses, des dispepsies rebelles, des symptômes de congestion encéphalique, tels que des troubles de la vue et de l'ouïe; les douleurs qui accompagnent l'urticaire, le prurit qu'elle occasionne sont variables d'intensité, mais ils sont en général plus marqués pendant les manifestations aiguës de l'arthristisme: le froid provoque ou ramène l'éruption, quelquefois les signes de congestion locale sont tellement accusés qu'il s'en suit de petites hémorrhagies qui laissent après la disparition de l'éruption de véritables ecchymoses. Les autres symptômes sont ceu xque nous avons déjà donnés précédemment, et il est par conséquent inutile de revenir sur leur description; quelquefois cependant on observe quelques variétés dans l'éruption, et on peut voir *l'urticaria gyrata*, l'urticaire tubéreuse, l'urticaire œdémateuse, l'urticaire confluente, l'urticaire maculeuse caractérisée par des taches congestives rouges, et enfin, le lichen urticans qui a les caractères anatomiques du lichen avec les signes cliniques de l'urticaire, prurit intense et mobilité de l'éruption. Mais nous n'attachons qu'une importance assez médiocre à toutes ces variétés anatomiques qui ne modifient en aucune manière le diagnostic et les indications thérapeutiques.

L'urticaire aiguë de nature dartreuse s'éloignerait assez, d'après Bazin, de l'urticaire arthritique ; elle serait, d'après cet auteur, plus fréquente chez les femmes que chez les hommes, et principalement elle se montrerait chez les tempéraments nerveux. La chaleur l'exaspérerait, ce qui fait que le prurit serait intense surtout la nuit au moment où le malade est soumis à la chaleur du lit ; enfin, les signes de congestion locale seraient moins accusés qu'à l'état normal et les papules seraient notablement plus pâles que dans l'urticaire de nature athritique. A part ces particularités, nous trouverions pour l'urticaire herpétique les caractères que nous avons déjà signalés et sur lesquels nous ne pouvons revenir.

Mais les autres diathèses peuvent parfaitement produire aussi une éruption d'urticaire ; c'est un acte morbide qui peut servir d'expression à beaucoup d'affections générales, et même, dans le cas que nous avons cité plus haut, et que Timmermans donne comme un cas d'urticaire rhumatismale, nous serions beaucoup plus disposés à voir une manifestation de la scrofule ou de la syphilis.

Mais dans le rhumatisme, la dartre et les autres diathèses, l'urticaire peut encore se montrer sous une autre forme, sous la forme chronique et elle porte alors le nom de *Cnidosis*. Sa durée est alors beaucoup plus longue que celle de l'urticaire ordinaire, et au lieu de se borner à quatre ou cinq jours, elle peut persister des semaines, des mois et des années ; malheureusement la chronicité n'entraîne pas un affaiblissement considérable des symptômes, et le prurit surtout garde toujours un caractère d'acuité qui le rend particulièrement désagréable. Les symptômes apparaissent et disparaissent avec la même mobilité, sans aucun rhythme régulier, pour nous servir de l'expression de Hardy. L'urticaire est devenue une habitude, un mode de réagir familier à l'économie et qui se manifeste dès que la moindre cause occasionnelle vient agir sur elle.

L'intensité des symptômes et surtout du prurit, dans l'urticaire chronique, mérite toute l'attention du praticien ; ce symptôme, en effet, suffit à lui seul pour rendre le sommeil et le repos impossibles, pour troubler d'une manière plus ou moins profonde l'exécution de toutes les grandes fonctions, et notamment les fonctions digestives.

Le moral du malade est lui-même impressionné, et l'on conçoit que la douceur du caractère soit altérée par cette souffrance agaçante de tous les instants. Pour peu que la maladie dure, ce fâcheux état réagira sur l'ensemble du système, les actes morbides seront troublés dans leur évolution, et cette maladie, d'abord si bénigne, prendra un certain caractère de gravité, d'abord par sa persistance, puis par le trouble qu'elle jette dans l'évolution des maladies qui l'engendrent ou qui l'accompagnent.

L'urticaire chronique garde les caractères généraux que nous avons décrits, mais elle se montre avec certaines particularités quand elle est un symptôme de la dartre ou de l'arthritis.

Il est rare que cette maladie succède à l'urticaire aiguë, elle est chronique d'emblée, comme les diathèses dont elle est l'expression. Les éruptions se montrent si rapprochées les unes des autres qu'on peut dire que l'exanthème dure des mois entiers ; il n'y a pas de prodromes, et quand la fièvre s'allume, elle persiste peu et avec une faible intensité. On voit enfin dans certains cas l'urticaire dégénérer en une autre éruption, prurigo, lichen, psoriasis, soit qu'il s'agisse d'une véritable transformation sur place, soit qu'il n'y ait, comme dit Bazin, « qu'un fait de succession entre deux manifestations émanées de la même cause interne à deux périodes de son évolution. »

Au lieu d'affecter la forme papuleuse, l'urticaire chronique a souvent la forme tubéreuse, on voit sur la peau des nodosités d'un rouge foncé, qui distendent les téguments et amènent une certaine gêne des mouvements. Ces nodosités se montreraient de préférence au voisinage des articulations, et le froid aurait la propriété de les ranimer quand elles disparaissent ou même d'en provoquer l'apparition. Les picotements et les élancements se produiraient surtout la nuit. La maladie souvent n'aurait d'autre terme que la vie de l'individu.

Quand c'est l'herpétisme qui entretient l'urticaire chronique, celle-ci se montre principalement sous la forme que Bazin a appelée *urticaria gyrata*, caractérisée par des papules plus ou moins régulières, assez pâles, et accompagnées d'un prurit très-intense. Ces papules sont disséminées sur tout le corps, et la chaleur du lit exaspère les démangeaisons. Cette forme d'urticaire est souvent suivie d'œdème, qui se montre surtout aux paupières et au scrotum. Cette urticaire est encore remarquable par sa ténacité qui la fait résister à tous les efforts de la thérapeutique.

Nous achevons ainsi notre étude symptomatique ; nous allons maintenant nous placer à un point de vue plus élevé, et chercher à pénétrer la nature de la maladie.

CHAPITRE IV.

NATURE DE LA MALADIE. — DIAGNOSTIC. — PRONOSTIC.

Si nous imitions l'exclusivisme de l'école anatomique, et si en cherchant à pénétrer la nature de l'urticaire, nous nous bornions à étudier le mécanisme physiologique qui préside à la formation de l'exanthème, notre tâche serait bientôt finie. On ne peut plus aujourd'hui soutenir la doctrine humorale qui ne voit dans l'urticaire que l'expulsion d'une humeur vicieuse, préalablement séparée du reste du sang, doctrine généralement repoussée, mais qui a un mérite que peu d'autres peuvent revendiquer, c'est de reposer sur des faits cliniques très-bien observés.

L'exanthème ortié est dû évidemment à un trouble de l'innervation vaso-motrice de la peau, dépendant souvent, sinon toujours d'une action réflexe, et ce qui prouve qu'il en est ainsi, c'est que les phénomènes nerveux jouent toujours un certain rôle dans l'apparition de l'exanthème, et que le système nerveux est réellement impressionné

dans la production de cette maladie. D'abord, lorsqu'il y a une irritation de la muqueuse du tube intestinal, l'action réflexe est assez
visible ; dans l'accès de fièvre intermittente, c'est pendant le stade
de froid, au moment où les phénomènes nerveux ont le plus d'énergie
que se montre l'urticaire ; enfin, on sait que les émotions morales ont
souvent suffi à elles seules pour produire la maladie. Hardy raconte qu'à
la suite d'une de ses leçons sur l'urticaire, un étudiant vint à lui à la
fin de sa clinique et lui montra sa poitrine et ses bras couverts d'urticaire ; il faut noter que le malade avait eu déjà plusieurs éruptions et
la description de la maladie suffit à sa réapparition.

Si nous voulons aborder l'étude nosologique de cette maladie, nous
voyons que les plus grandes divergences règnent parmi les auteurs ;
pour les uns, l'urticaire est une véritable névrose ; pour les autres, c'est
une dermatose diathésique ; pour ceux ci, c'est une inflammation ; pour
ceux-là, c'est une fièvre. Si l'on se reporte à l'étude symptomatique que
nous avons faite, on voit que les faits ne manquent pas pour soutenir
chaque opinion, et que chaque auteur pourra facilement citer à l'appui
de sa manière de voir une série d'observations irréprochables. Quelle
opinion choisir alors ? Faut-il, avec Sydenham, Cullen et Sauvages
admettre que l'urticaire n'est pas autre chose qu'une fièvre semblable
aux fièvres éruptives ? Comment appellerons-nous alors l'urticaire diathésique ? Faut-il ne voir dans l'urticaire qu'une dermatose ? Que devien-
dra la fièvre ortiée ? Du moment que toutes les opinions reposent sur des
faits et qu'aucun ne convient à la généralité des faits, il faut bien
admettre que les auteurs pèchent par trop d'exclusivisme.

Pour nous, adoptant les principes de l'école de Montpellier, nous ne
voyons dans l'urticaire qu'un acte morbide qui peut servir de manifestation à une foule d'affections ou de maladies. Le trouble des vaso-
moteurs qui aboutit à l'apparition de l'exanthème ortié est l'expression,
suivant les cas, d'une foule d'états morbides. Tantôt soit en vertu d'une
prédisposition spéciale, soit en vertu de l'habitude, l'urticaire est un
des modes d'action de l'économie lorsqu'une muqueuse est irritée ;
tantôt elle est due simplement au contact d'un irritant spécial ; tantôt

elle relève de causes générales qui ont impressionné l'économie tout entière, comme l'empoisonnement palustre ou une diathèse; tantôt enfin elle est un mode de réaction de l'économie impressionnée par cet ensemble complexe de causes générales dont la réunion produit ce qu'on appelle une constitution médicale.

Il nous semble que cette manière d'envisager l'urticaire répond à tous les faits et que cette opinion, qui est celle de M. le professeur-agrégé Castan, n'expose à aucune contradiction. Notons aussi qu'une conséquence thérapeutique découle de là : l'urticaire n'étant qu'un symptôme, les indications qui s'y rapportent ne sont que secondaires, et c'est toujours à la cause qui l'engendre qu'il faudra adresser les moyens thérapeutiques.

Le diagnostic de l'urticaire, d'après ce que nous avons dit, doit comprendre deux temps; dans le premier, il s'agit de différencier l'exanthème de ceux qui peuvent lui ressembler, dans le second de pénétrer la cause qui le produit et qui l'entretient.

Il est assez difficile de confondre l'urticaire avec toute autre éruption. La mobilité de l'exanthème, le prurit si intense qui l'accompagne ne se rencontrent ni dans le ptyriasis, ni dans l'érythème noueux, ni dans la roséole. etc. Les signes cliniques que nous avons décrits donnent à cette éruption une physionomie spéciale qui rend impossible toute confusion.

Mais ce premier diagnostic posé, le second problème se présente autrement important que le premier, puisque la thérapeutique en découle, l'urticaire diagnostiquée est-elle due au contact de certains agents, à l'ingestion de certaines substances, est-elle une fièvre essentielle, est-elle symptomatique d'une maladie fébrile ou d'une diathèse? c'est ce qu'il s'agit maintenant de déterminer.

Lorsque l'apparition de l'exanthème suit le contact des orties ou l'ingestion des substances dont nous avons parlé, il n'est pas besoin de faire de grands efforts de pénétration pour reconnaître la nature de l'urticaire. Les anamnestiques suffisent pour établir le diagnostic, et lorsqu'on n'a aucune raison de croire soit à une fièvre essentielle, soit à une manifestation d'un état morbide général, le souvenir des circonstances qui ont précédé l'apparition de la maladie justifie pleinement le diagnostic : l'urticaire artificielle est due à une action réflexe.

L'urticaire essentielle est habituellement précédée de prodromes, mais la fièvre qui s'allume alors pourrait faire croire soit à une fièvre éruptive, soit à une fièvre saisonnière.

Les phénomènes accessoires aideront alors le diagnostic, et on ne trouvera dans ce cas ni la rachialgie de la variole, ni l'angine de la scarlatine, ni le catarrhe de la rougeole; plus tard, et quand l'exanthème aura paru, il ne sera pas permis non plus de confondre la fièvre ortiée avec une fièvre éruptive, jamais on ne verra en effet l'éruption être critique de la fièvre, comme cela se passe pour celle-ci, et du reste ce caractère joint à la non contagiosité et à la prédisposition aux récidives, éloignent la fièvre ortiée des fièvres éruptives, pour la faire rentrer dans la classe des fièvres pseudo-exanthématiques.

La fièvre revêt le caractère que lui donne la constitution médicale ; elle aura tantôt le caractère d'une fièvre inflammatoire, tantôt ceux d'une fièvre catarrhale ou bilieuse. Il sort de notre cadre de donner le caractère de ces fièvres, et du reste, comme l'a dit le professeur Golfin, il est impossible à cette période de prédire l'apparition de l'exanthème ortié. L'absence de circonstances anamnestiques et de tache diathésique, les caractères de la constitution médicale régnante faciliteront le diagnostic. L'éruption en apparaissant lèvera tous les doutes sur l'espèce de la fièvre. Enfin, la marche de la maladie que nous avons décrite est assez caractéristique, et les autres espèces d'urticaire présentent aussi assez de particularités pour qu'on ne confonde pas la fièvre ortiée avec une autre urticaire.

Quand l'urticaire est symptomatique de l'infection palustre, trois circonstances aident le diagnostic ; d'abord les anamnestiques : le malade s'est exposé à la fâcheuse influence des marécages ; l'urticaire se montre avec un véritable accès et s'en va avec lui ; elle affecte un des types familiers à la fièvre intermittente ; en troisième lieu, le succès de la médication quinique contribue à affermir le diagnostic.

L'urticaire, liée aux diathèses, à l'arthritis, à l'herpétisme se reconnaîtra moins aux caractères particuliers que les dermatologistes ont étudiés avec tant de soin qu'aux signes généraux de la diathèse ; les manifestations antérieures de celles-ci, l'hérédité, les conditions dans lesquelles est le malade, les caractères généraux des maladies précédentes, seront autant de circonstances qui aideront le diagnostic et permettront de rapporter l'urticaire à sa véritable cause.

Pour le pronostic, il varie suivant que l'on considère l'urticaire artificielle, réflexe, et la fièvre ortiée, ou l'urticaire symptomatique d'une maladie fébrile ou d'une diathèse. Le pronostic est aussi bénin que possible dans le premier cas ; l'urticaire est une maladie très-incommode, fort désagréable, mais nullement grave.

L'urticaire symptomatique d'une maladie fébrile emprunte la gravité de celle-ci ; si des accès se montrent sous forme d'une éruption d'urticaire, le pronostic de l'exanthème est celui de l'affection qui l'engendre, c'est-à-dire assez variable suivant les cas ; de plus, quand l'urticaire accompagne une phlegmasie, les symptômes sont de nature à aggraver celle-ci, ainsi que nous l'avons vu dans les chapitres précédents.

Quand l'urticaire est diathésique, son pronostic, sans être grave d'une manière absolue, est plus sérieux que dans les cas précédents ; la persistance, la durée du prurit, sa réapparition fréquente peuvent amener des troubles fonctionnels, qui à la longue deviennent sérieux ; les fonctions digestives sont surtout atteintes, et la nutrition est dès lors menacée ; on comprend que le pronostic de la diathèse s'aggrave dans ce cas ; on a vu quelquefois la mort survenir quand le prurit continuel empêchant le sommeil et troublant les fonctions digestives, avait plongé le malade dans le marasme.

CHAPITRE V.

TRAITEMENT.

Dans tout le cours de ce travail, nous avons distingué plusieurs espèces d'urticaire relevant de causes différentes ; au moment d'établir les indications thérapeutiques, nous devons nous souvenir de ces divisions et nous occuper du traitement de l'urticaire envisagé d'abord comme symptôme, puis du traitement des diverses espèces d'urticaire.

Certaines espèces d'urticaire ne présentent absolument que ce symptôme à traiter ; aussi nous occuperons-nous du traitement symptomatique à propos de la cure de ces espèces, et nous abordons immédiatement le traitement des diverses catégories d'urticaire que nous avons établies dans une autre partie de ce travail.

1° *Urticaire artificielle.* — Elle est absolument sans gravité et le plus souvent elle disparaît d'elle-même sans que le médecin ait à intervenir. Mais l'exanthème persiste quelquefois et on réclame des soins médicaux contre le prurit insupportable qui le caractérise ; le traitement des symptômes est alors le seul qu'on ait à faire. Quand les signes fluxionnaires sont très-accusés, l'usage des bains tièdes est alors indiqué : quand les papules ne sont pas très-rouges et qu'il y a tous les signes d'une fluxion modérée, il est préférable d'user des applications astringentes, telles que l'acétate de plomb liquide étendu, les lotions savonneuses ou alcalines, les bains avec le sous-carbonate de soude. Quelques médecins ont vanté les bons effets de l'extrait de jusquiame à l'intérieur.

Il est très-rare que la fièvre s'allume dans ces cas ; si l'étendue de la lésion locale la provoquait, il faudrait aux moyens précédents joindre le repos, la diète, quelques boissons acidules, et sous l'influence de ces moyens simples l'urticaire s'évanouira.

2° *Urticaire réflexe.* — Le traitement variera suivant que l'exanthème est produit par l'ingestion de certaines substances, par la présence d'ascarides lombricoïdes, par le travail de la dentition, ou bien par l'irritation de certaines muqueuses, comme la muqueuse des voies génitales chez la femme.

Quand l'urticaire se rattache à l'ingestion de certaines substances, il faut outre les moyens locaux que nous avons indiqués et que nous ne répéterons plus, s'occuper de l'état des voies digestives, et s'il y a les signes d'un embarras gastro-intestinal, malaise, céphalalgie, nausées, coliques, etc., il ne faut pas hésiter à débarrasser les voies digestives par l'administration d'un émétocathartique et assurer ainsi l'expulsion aussi rapide et aussi complète que possible des substances qui, en irritant la muqueuse digestive, ont déterminé l'apparition de l'urticaire. Lorsque l'expulsion d'ascarides et les symptômes habituels de la présence des vers dans l'intestin auront montré que là réside la cause de l'urticaire, c'est encore à cette cause qu'il faudra s'adresser et administrer les anthelmintiques, la santonine, l'huile de ricin, la mousse de Corse, etc., sans préjudice des moyens à diriger contre l'éruption, moyens que nous avons déjà indiqués. L'urticaire qui se lie au travail de la dentition est plus difficile à soigner, car ici la cause est hors de notre portée et réside dans une évolution physiologique qui doit s'effectuer ; c'est donc en plaçant l'enfant dans de bonnes conditions d'hygiène qu'on le mettra dans le milieu le plus favorable à son développement, et la médecine des symptômes que nous avons indiquée plus haut sera surtout de mise. Les symptômes nerveux seront combattus par des calmants, des antispasmodiques, mais on sait avec quelle prudence il faut, chez les enfants, instituer cette médication. Il nous semble inopportun, dans de pareils cas, d'instituer un traitement perturbateur, car, à cette période de l'enfance, une thérapeutique trop active pourrait substituer à l'urticaire un état morbide plus grave et qui serait aussi rebelle aux moyens de traitement. On a plus de ressource quand l'urticaire se développe chez la femme à la suite de l'irritation de la muqueuse des parties génitales ; ici, nous croyons que les antispasmodiques, le musc, la valériane, l'asafœtida trouvent leur indication, car l'urticaire se lie à un état de mobilité nerveuse, souvent à un état hystérique qu'il s'agit de modérer, et ces moyens joints aux moyens topiques que nous avons indiqués triompheront de la maladie. Quand il n'y aura pas de contre-indication, on pourra essayer de prévenir l'apparition de l'urticaire, en prescrivant, après l'application du spéculum, des injections émollientes ou des bains de siége tièdes.

3° *Fièvre ortiée.* — La fièvre ortiée est une maladie ordinairement très-bénigne et qui ne nécessite qu'une intervention thérapeutique très-modérée. Nous avons déjà vu le traitement qu'il fallait opposer à l'éruption, nous n'avons donc à nous occuper que de la fièvre.

Nous avons vu que pendant les prodromes, la fièvre offre les caractères que lui donne la constitution médicale, et qu'il est impossible de prévoir à ce moment quel état morbide on aura à combattre; le seul traitement que l'on doive instituer est donc celui de la fièvre catarrhale ou de la fièvre bilieuse, et l'on sait que ces fièvres au début présentent souvent un état saburral des premières voies qui indique l'emploi des vomitifs. Ceux-ci, en poussant à la périphérie les mouvements organiques, détermineront souvent l'apparition de l'urticaire, et à ce moment se placera le traitement symptomatique dont nous avons parlé. Le peu de durée de la maladie n'exige pas une thérapeutique bien active; si la fièvre prend une certaine intensité, on la modérera par le repos au lit, la diète et les boissons acidules. Si la fièvre contre indique l'emploi des bains contre l'urticaire, il faudra calmer les démangeaisons par des applications d'amidon, ou de poudre de riz, comme on le fait dans l'érysipèle; à la fin de la maladie, s'il y a de l'anorexie, si les fonctions digestives ne reprennent pas bientôt leurs fonctions habituelles, il faudra, comme à la fin des fièvres éruptives, compléter le traitement par l'administration d'un purgatif.

4° *Urticaire liée aux maladies fébriles.* — Quand l'urticaire se lie aux phlegmasies, la conduite du médecin est assez difficile, car il doit redouter de troubler la marche de l'inflammation s'il combat trop énergiquement l'exanthème. Tant que le prurit n'a pas occasionné une aggravation des symptômes de la maladie principale, les indications qui dérivent de celle-ci doivent passer en premier lieu ; mais si l'on voit que la cuisson violente est sur le point de déterminer des phénomènes nerveux, l'indication des antispasmodiques est posée. Avant ce moment, il faudra, contre l'urticaire, s'en tenir aux moyens topiques.

Quand l'urticaire est l'expression de l'empoisonnement palustre, le seul moyen efficace est celui que l'on emploie tous les jours contre les fièvres d'accès, le quinquina et les préparations quiniques. Les observations du professer Golfin prouvent que l'urticaire ne peut pas plus que les autres manifestations de l'intoxication paludéenne résister à ce moyen héroïque.

Lorsque l'urticaire est sous la dépendance de l'herpétisme et de l'arthritis, c'est surtout à la diathèse qu'il faut adresser les moyens thérapeutiques : la première indication est de combattre la diathèse, et de modifier l'organisme ; or, on a pour remplir cette indication un excellent moyen contre l'herpétisme, nous voulons parler de l'arsenic; mais la thérapeutique sera impuissante, si elle ne s'aide pas des modifications que procurent les moyens empruntés à l'hygiène : c'est par un genre de vie convenable et dont nous n'avons pas à tracer les règles ici, qu'on arrivera à modifier puissamment l'organisme, à ramener la nutrition dans sa voie normale. Une seconde indication sera d'éviter les mouvements fluxionnaires vers la peau, car chez les sujets prédisposés à l'urticaire, les fluxions vers cette membrane seront un puissant appel pour cet acte morbide. Si ces soins, que nous pouvons appeler préventifs, échouent, c'est contre le symptôme urticaire qu'il faudra diriger tous les efforts de la thérapeutique ; ici, se placent les indications dont nous avons parlé au commencement de ce chapitre, les lotions alcalines ou émollientes, les bains, les calmants, et principalement la jusquiame à l'intérieur sont les meilleurs moyens à employer. Mais le médecin doit être prévenu que souvent la maladie résistera à tous les moyens de la thérapeutique.

Nous ne pouvons entrer dans tous les détails du traitement, qui sont variables suivant les cas ; nous n'avons voulu que tracer les règles générales qui doivent présider à la conduite du médecin et les principes dans lesquels il doit puiser ses inspirations.

CHAPITRE VI.

OBSERVATIONS

Observation I.

Louis D..., lieutenant au 122ᵐᵉ de ligne, âgé de 36 ans, entre à l'hôpital le 21 juin 1872 ; il est d'une forte constitution et d'un tempérament sanguin.

Cet officier fatigué par la longue campagne contre l'Allemagne, fut envoyé en Afrique en 1871, et là, au mois d'octobre, il contracta les fièvres intermittentes. Il faut dire aussi qu'en 1868, à la suite d'un bain de mer, il avait été couvert d'une éruption d'urticaire qui revenait à intervalles à peu près égaux, pendant la nuit, et s'accompagnait d'un prurit des plus intenses ; au moment où il contracta les fièvres intermittentes, l'éruption ortiée cessa de se montrer.

Vers le 17 juin, ce malade fut pris de coliques très-violentes, s'accompagnant de diarrhée ; ces phénomènes durèrent deux jours et disparurent sans traitement ; le 20 juin, il eut un accès de fièvre qui reparut le 21, jour de son entrée à l'hôpital.

Cette fièvre s'accompagnait d'une dyspnée des plus violentes et d'une éruption ortiée à papules rouges et blanches qui occupaient le tronc, l'abdomen et les membres. La dyspnée et l'éruption disparurent en même temps que la fièvre. Le malade raconte qu'il y a peu de jours il a mangé des moules et bu beaucoup d'eau à la glace. La langue était saburrale ; il y avait quelques nausées et quelques symptômes d'embarras gastrique. On administre *illico* 1 gr. 50 centigr. d'ipéca qui amène des vomissements abondants ; le soir, le malade prit une potion avec 1 gr. de sulfate de quinine.

Le 22 juin, l'accès de fièvre fit défaut et fut remplacé par un accès de dyspnée des plus violents accompagné de plaques d'urticaire ; ces phénomènes durèrent une bonne partie de la journée ; le soir on administra de nouveau 1 gr. de sulfate de quinine.

23 juin. L'éruption d'urticaire et la dyspnée ne se montrèrent pas à l'heure habituelle, mais dans l'après-midi elles se montrèrent de nouveau avec une certaine intensité ; toutefois ces phénomènes étaient bien moins accusés que les jours précédents. Le soir, ces symptômes disparurent et on administra de nouveau 1 gr. de sulfate de quinine.

24 juin. Ni l'éruption ni la dyspnée ne se montrèrent plus à partir de ce moment ; le malade prolongea son séjour à l'hôpital, au bout de huit jours, on lui administra de nouveau le sulfate de quinine, et quelques jours après il quittait l'hôpital prrfaitement guéri.

Observation II.

Louise R..., âgée de 56 ans, était couchée au N° 20 de la salle Notre-Dame, sa constitution est assez bonne ; depuis quelque temps elle se plaint d'éprouver quelques troubles digestifs, et elle raconte que plusieurs fois elle a rendu dans ses selles des vers qu'elle décrit comme des ascarides lombricoïdes.

Quand nous observâmes cette femme, elle éprouvait à diverses reprises des vomissements glaireux, elle avait de la diarhée et était agitée la nuit ; la malade avait les pupilles dilatées, éprouvait des baillements fréquents, la langue était couverte d'un enduit blanchâtre parsemé de granulations rouges, le ventre était un peu sensible à la pression et présentait par moments une douleur spontanée assez vive, en même temps se montrait irrégulièrement une éruption de papules rouges, à forme allongée, couvrant le tronc et les épaules et s'accompagnant d'un prurit très-intense ; cette éruption durait depuis une heure, puis disparaissait. On crut pouvoir l'attribuer à la présence des ascarides lombricoïdes dans l'intestin, et on administra 50 gr. d'huile de ricin. Ce purgatif amena quelques selles, mais aucun ver ne fut rendu, les symptômes indiqués plus haut se calmèrent et l'urticaire ne parut pas.

Le lendemain, les mêmes phénomènes se montrèrent avec une intensité encore plus grande, cette femme eut une éruption d'urticaire qui couvrait les bras, le tronc et les épaules, et qui procurait un prurit insupportable. On administra de nouveau 30 gr. d'huile de ricin et on trouva dans les selles un ascaride lombricoïde qui mesurait 14 centimètres. A partir de ce moment, il n'y eut pendant quelques jours ni éruption ortiée, ni symptômes du côté des voies digestives.

Quelques jours après, la malade nous montra une nouvelle éruption d'urticaire, accompagnée d'une fièvre assez intense. Le pouls était à 100; le prurit était des plus violents; il y avait de l'agitation, des baillements; les pupilles étaient dilatées, mais il n'y avait aucun symptôme bien précis qui indiquât une altération des voies digestives. On crut à la présence de nouveaux vers intestinaux, et on administra vingt-cinq grammes d'huile de ricin. Un nouveau ver fut en effet retrouvé dans les selles.

Tous les accidents cessèrent à partir de ce moment; l'éruption ortiée ne se montra plus, et au bout de quelques jours la malade quitta l'hôpital complétement guérie.

Observation III.

Le nommé Joseph T...., entre à l'hôpital Saint-Eloi le 17 novembre 1873; il est couché au n° 20 de la salle St-Vincent, service de M. le professeur Fuster. Ce malade qui est un mendiant vagabond, vient de faire un très-long voyage à pied, puisqu'il vient de Niort, et il présente l'aspect le plus misérable. Interrogé sur ce qu'il éprouve, il nous dit que depuis la veille il éprouve une fatigue inaccoutumée, un malaise général, brisement des membres, céphalalgie. Le pouls est assez fréquent, mou. Le malade ne tousse pas; la température de la peau paraît un peu augmentée et le malade éprouve de temps en temps, surtout le soir, quelques petits frissons erratiques qu'il attribue à un refroidissement auquel il s'est exposé il y a peu de jours. La langue est saburrale; mais le malade étant trop fatigué, on renvoie au lendemain l'administration d'un vomitif.

18 novembre. Les phénomènes d'affection catarrhale qui existaient le veille ne se sont pas modifiés ; le malade accuse une certaine amélioration produite par le repos, mais la céphalalgie persiste, et il y a toujours une couche de saburre sur la langue ; pas de fièvre, bien que le pouls soit un peu fréquent. On administre au malade un ipéca stibié qui amène des vomissements et d'abondantes évacuations alvines.

L'emploi du vomitif a amené une certaine fatigue suivie bientôt d'une amélioration assez notable, mais le soir, le corps du malade se couvrit de papules d'urticaire qui se montrèrent sur le tronc et sur les membres, en provoquant un prurit des plus intenses ; l'éruption dura deux heures pendant lesquelles le malade fut très-agité. Quand l'exanthème disparut, le malade put prendre un peu de repos.

19 novembre. Le matin, à la visite, on constate une amélioration notable dans l'état du sujet ; la peau est fraîche, le pouls normal. Plus de céphalalgie, pas d'état saburral de la langue. On commence à l'alimenter, mais après le premier repas, l'urticaire reparaît de nouveau, aussi vive et aussi intense que la veille, et avec la même durée. On met le malade au régime le soir.

20 novembre. Le malade a passé une bonne nuit, et il ne présente plus aucun phénomène morbide ; il est néanmoins mis au régime ; l'urticaire ne reparaît pas.

21 novembre. On augmente peu à peu le régime du malade, et à partir de ce moment l'urticaire n'a plus reparu. Le malade resta encore dix jours en observation dans les salles de l'hôpital, qu'il quitta parfaitement guéri le 50 novembre.

FIN

Vu, permis d'imprimer :
Le Censeur-Président,
COMBAL.

Vu :
Pour le Recteur
L'Inspecteur d'Académie délégué,
S. PEYROT.

QUESTIONS TIRÉES AU SORT

Chimie Médicale et Pharmacie.

Le sucre de canne et les glucoses. Leurs caractères distinctifs. Dosage du glucose dans l'urine.

Physique Médicale.

Théorie des appareils électro-magnétiques employés en médecine.

Botanique et Histoire Naturelle Médicale.

Montrer l'accord qui existe entre la succession des végétaux dans les terrains géologiques et leur classification d'après la méthode naturelle.

Anatomie.

Quelle est la structure de la rétine?

Physiologie.

Qu'est-ce qu'on entend par forces médicatrices?

Pathologie et Thérapeutique générales.

En quoi et comment l'étiologie profite-t-elle à la connaissance des maladies?

Pathologie Médicale ou Interne.

La grossesse modifie-t-elle la marche de la phthisie pulmonaire.

Pathologie Chirurgicale ou Externe.

Des luxations de la rotule.

Thérapeutique et Matière Médicale.

Des indications dans les maladies simples.

Opérations et Appareils.

De la désarticulation du coude.

Médecine légale et toxicologie.

De l'ouverture des cadavres sous le rapport médico-légal.

Hygiène.

Quels conseils faut-il donner aux vieillards pour la conservation des fonctions sexuelles ?

Accouchements.

De l'hémorrhagie utérine au dernier terme de la grossesse.

Clinique Interne.

Indications de la thérapeutique diététique.

Clinique Externe.

Quels sont les cas qui peuvent nécessiter la résection de la tête de l'humérus ?

Titre de la Thèse à soutenir.

Étude sur l'urticaire.

FACULTÉ DE MÉDECINE

DE MONTPELLIER.

Professeurs.

Messieurs :

BOUISSON, O. ✻ ✠, Doyen.	*Opérations et appareils.*
BOYER ✻, *Ex.*	*Pathologie externe.*
DUMAS ✻	*Accouchements.*
FUSTER ✻✠.	*Thérapeutique et Matière médic.*
MARTINS, O. ✻ ✠✠.	*Botanique et Histoire Natur. méd.*
DUPRÉ ✻ C ✠.	*Clinique médicale.*
BENOIT ✻ ✠.	*Anatomie. Clinique des maladies syphilitiques et cutanées.*
ANGLADA ✻.	*Pathologie médicale.*
COURTY ✻.	*Clinique chirurgicale.*
BÉCHAMP ✻✠.	*Chimie médicale et Pharmacie.*
ROUGET ✻.	*Physiologie.*
COMBAL ✻ ✠, Prés.	*Clinique médicale.*
PONSSAGRIVES, O. ✻✠✠✠.	*Hygiène.*
MOUTET.	*Clinique chirurgicale.*
CAVALIER.	*Pathologie et Thérapeutique gén.*
MOITESSIER ✻.	*Physique médicale.*
ESTOR.	*Anatomie patholog. et histologie.*
N...	*Médecine légale.*

JAUMES, agrégé.	*Clinique des maladies syphilitiques et cutanées.*
CASTAN, agrégé.	*Histoire de la médecine*

Agrégés en exercice

Messieurs :	Messieurs :
CASTAN.	SABATIER ✻.
BATLLE.	SICARD.
SAINTPIERRE, *Ex.*	HAMELIN.
VIGNAL.	GRYNFELTT.
BERTIN.	MASSE.
JAUMES.	DE GIRARD.
GARIMOND.	PÉCHOLIER, *Ex.*

SERMENT.

En présence des Maîtres de cette École, de mes chers condisciples et devant l'effigie d'Hippocrate, je promets et je jure au nom de l'Être suprême, d'être fidèle aux lois de l'honneur et de la probité dans l'Exercice de la Médecine. Je donnerai mes soins gratuits à l'indigent, et n'exigerai jamais un salaire au-dessus de mon travail. Admis dans l'intérieur des maisons, mes yeux ne verront pas ce qui s'y passe; ma langue taira les secrets qui me seront confiés, et mon état ne servira pas à corrompre les mœurs ni à favoriser le crime. Respectueux et reconnaissant envers mes Maîtres, je rendrai à leurs enfants l'instruction que j'ai reçue de leurs pères.

Que les hommes m'accordent leur estime si je suis fidèle à mes promesses! Que je sois couvert d'opprobre et méprisé de mes confrères si j'y manque!